I0076363

71 — 73

Hérault

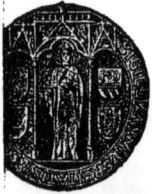

Dr Pierre GASQUET

Ancien Interne
des Hôpitaux de Clermont-Ferrand

Ancien Interne de l'Hôpital
Prince Albert (Monaco)

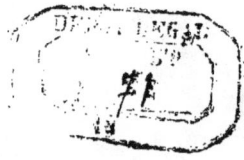

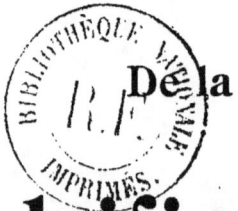

De la

Calcification

des Fibromes

MONTPELLIER

G. Firmin, Montane et Sicardi.

Γ 122
d
56

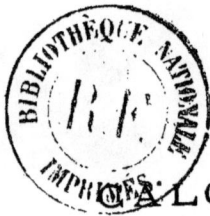

DE LA

CALCIFICATION

DES FIBROMES

122
d
656

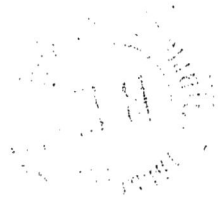

DE LA

CALCIFICATION
DES FIBROMES

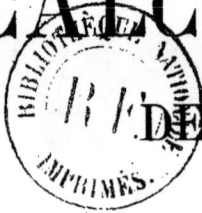

PAR

Pierre GASQUET

DOCTEUR EN MÉDECINE

ANCIEN INTERNE DES HOPITAUX DE CLERMONT-FERRAND
ANCIEN INTERNE DE L'HOPITAL PRINCE ALBERT (MONACO)

MONTPELLIER

IMPRIMERIE GUSTAVE FIRMIN, MONTANE ET SICARDI
Rue Ferdinand-Fabre et Quai du Verdanson

1909

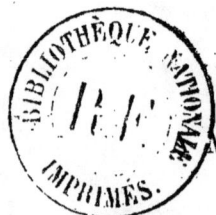

A MA MÈRE

A MES SŒURS, A MON FRÈRE

A TOUS LES MIENS, A MES AMIS

P. GASQUET.

BIBLIOTHÈQUE NATIONALE IMPRIMÉS

A MON PRÉSIDENT DE THÈSE

MONSIEUR LE DOCTEUR TÉDENAT

PROFESSEUR DE CLINIQUE CHIRURGICALE

A MONSIEUR LE DOCTEUR BOSC

PROFESSEUR D'ANATOMIE PATHOLOGIQUE

A MONSIEUR LE DOCTEUR SOUBEYRAN

PROFESSEUR AGRÉGÉ

P. GASQUET.

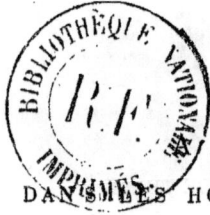

A MES MÁITRES

DANS LES HOPITAUX ET A LA FACULTÉ

Ecole de Médecine de Clermont-Ferrand

MM. les Docteurs DU CAZAL, POJOLAT, BUY, BILLARD.
ARGAUD, LEPETIT, PIOLLET, DIONIS DU SÉJOUR.

M. le Docteur MAURIN, Professeur de Clinique médicale (Internat 1906).

M. le Docteur BOUSQUET, Professeur de Clinique chirurgicale (Internat 1907).

M. le Docteur GAUTREZ, Médecin des Hôpitaux (Internat 1907).

M. le Docteur PLANCHARD, Professeur de Clinique obstétricale (Internat 1908).

Hôpital de Monaco

M. le Docteur CAILLAUD, Chirurgien (Internat 1908-1909).

Faculté de Montpellier

MM. les Docteurs GRASSET, RAUZIER, CARRIEU, TÉDENAT,
FORGUE, BOSC, VALLOIS, GRANEL, GUÉRIN,
SOUBEYRAN, LEENHARDT.

P. GASQUET.

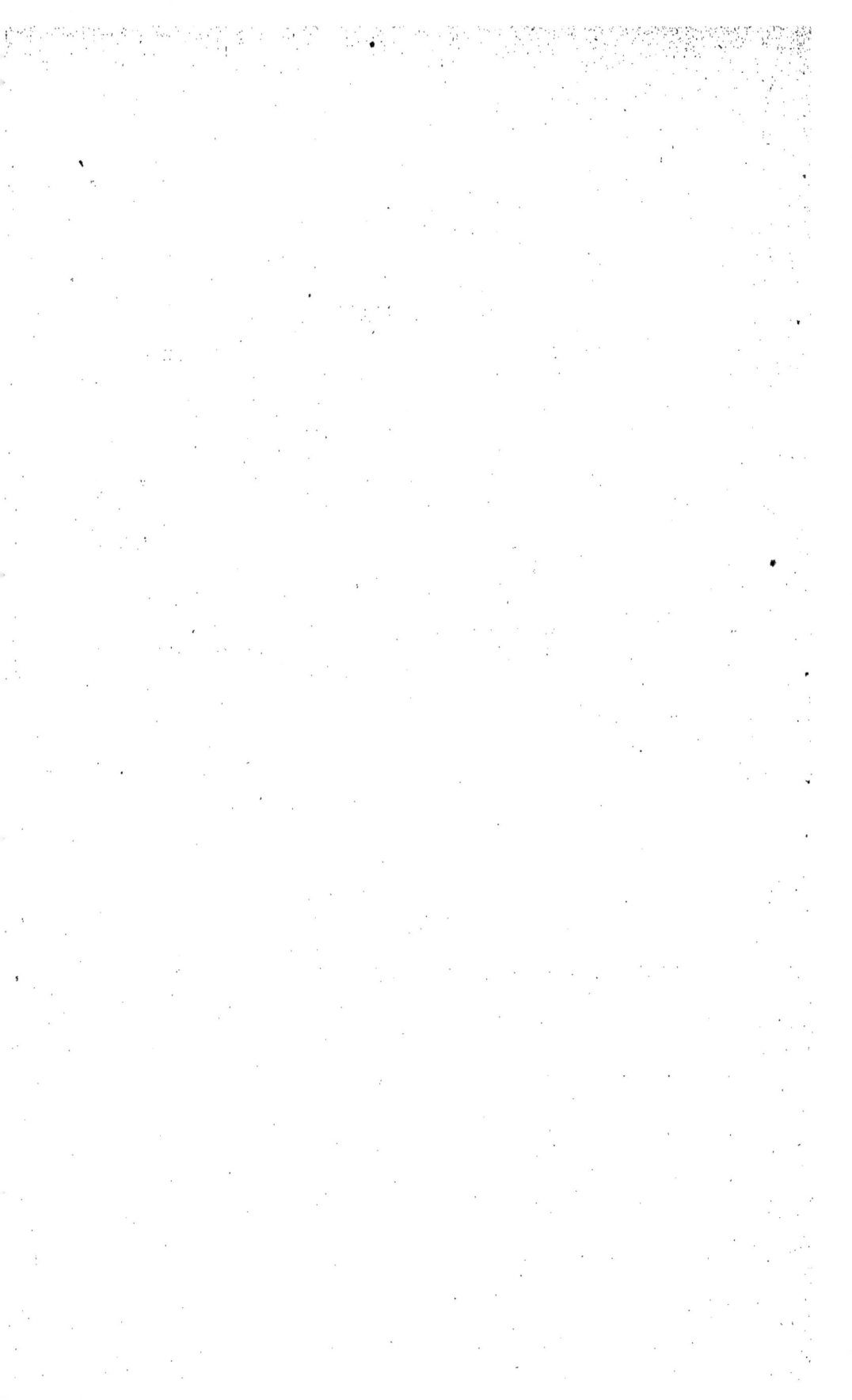

INTRODUCTION

De toutes les dégénérescences dont sont atteints les fibromes, et plus spécialement les fibromes utérins, la calcification se présente comme l'une des plus rares. Suivant Delbet, ce serait « le dernier degré des métamorphoses régressives ». Le diagnostic en est rarement posé *in vivo*. Les quelques observations qui ont été publiées montrent bien que le plus souvent on se trouve en présence d'une surprise opératoire ou d'une trouvaille d'autopsie.

Possédant, grâce à l'amabilité de MM. les professeurs Tédenat et Soubeyran, trois observations de ce genre, nous avons essayé de reprendre l'histoire de cette affection.

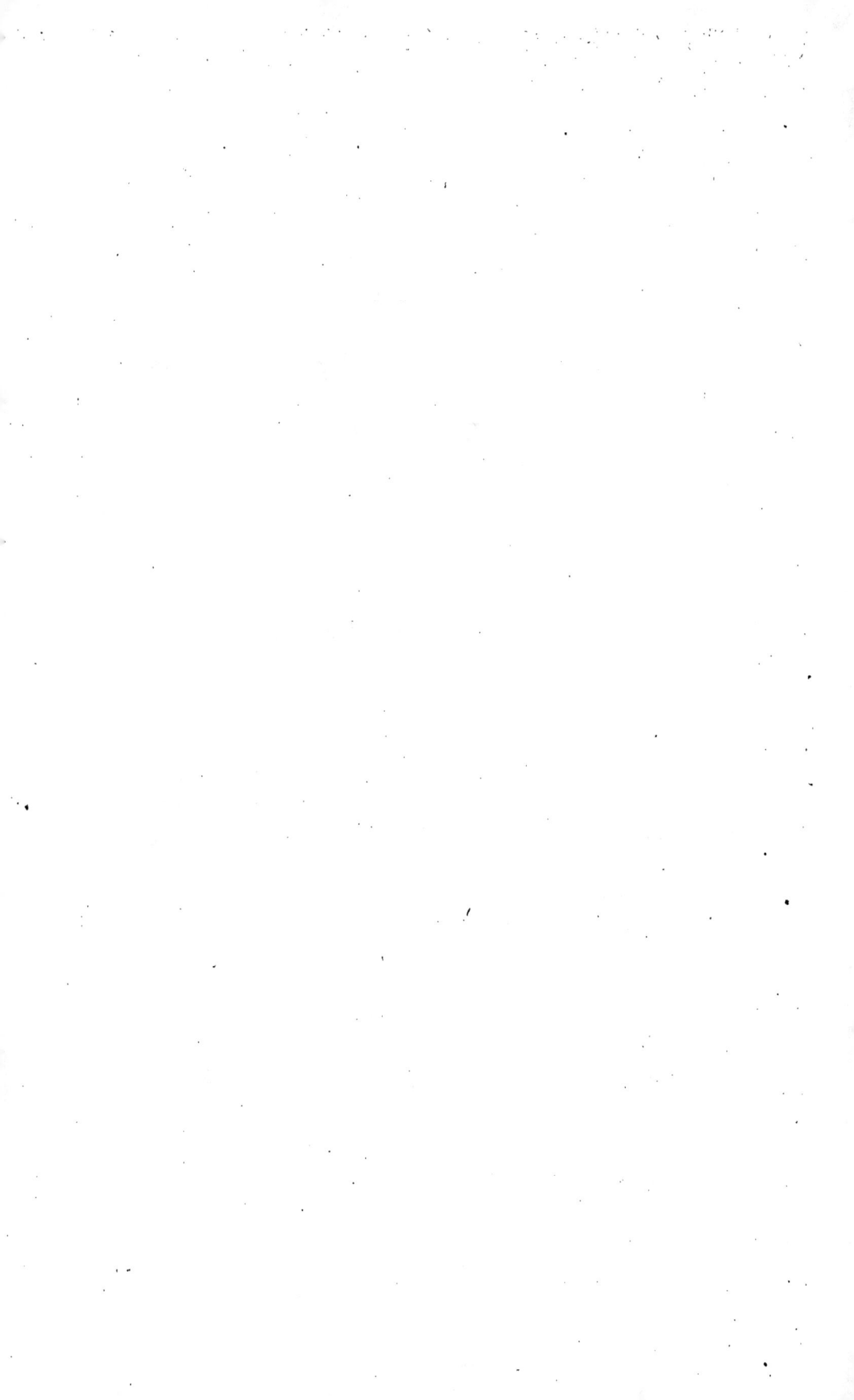

DE LA

CALCIFICATION

DES FIBROMES

CHAPITRE PREMIER

HISTORIQUE

Les noyaux de calcification des fibromes forment parfois de véritables « pierres utérines » qui sont expulsées
comme un produit fœtal. On connaît des faits de ce genre
depuis la plus haute antiquité.

Hippocrate rapporte le cas d'une servante Thessalien-
ne ayant accouché de deux pierres de la matrice.

Antonin (1), en 1070, Ambroise Paré (2), en 1579, cons-
tatent des cas semblables.

Louis (3), en 1753, présente à l'Académie Royale de
Chirurgie un important mémoire dans lequel il a re-
cueilli dix-huit cas de « pierres utérines ». Mais l'ori-

---

(1) Traité des fibromes. T. III, Virchow.
(2) A. Paré. Livre XXIV. Ch. LI, Paris.
(3) Mémoire de l'Acad. Roy. de Chir. 1753, t. II, p. 130-151.

gine vraie de ces tumeurs, leur véritable nature, semble lui avoir échappé.

Roux (1), en 1809, Meckel (2), en 1818, reconnurent que ces tumeurs provenaient d'une dégénérescence calcaire des fibromes utérins. L'on croyait, avant eux, qu'il s'agissait de calculs formés dans l'intérieur de l'utérus et analogues à ceux de la vessie. Récemment, A. Viceta-Condura (3) l'a soutenu encore. D'autres voulurent distinguer les calculs et les os de la matrice. Meckel réunit ces deux ordres de faits et montra que les prétendus os étaient d'abord en connexion avec l'utérus et ne devenaient libres que plus tard. Roux pensait qu'il s'agissait de polypes transformés.

Rayer (4), en 1825, décrit le dépôt de substance calcaire dans les tissus et confond ossification et infiltration calcaire.

Robert Lee (5), en 1835, donne à ces tumeurs le nom de « tumeurs fibro-calcaires ». Bostock (6), la même année, étudie leur composition chimique.

En 1851, Trumet (7) publie dans sa thèse un cas de volumineux fibro-myome presque complètement calcifié.

En 1856, Cruveilhier (8) donne à l'ossification et à la calcification une définition, mais il regarde à tort cette dernière comme très fréquente.

---

(1) Mélanges de chirurgie, 1809, p. 113.
(2) Handb. der path. Anat., 1818, t. II, p. 248.
(3) Il Siglo med., 9 août 1874.
(4) Archives médicales de Paris 1825, t. I.
(5) Medic. Chir. Transact. Vol. XIX, p. 76.
(6) Bostock Med. Chir. Transact.
(7) Trumet. Thèse de Paris.
(8) Anatomie pathol. T. III.

En 1870, Virchow (1) étudie l'anatomie pathologique de ces tumeurs.

En 1877, Talamon (2) montre, dans sa « Revue critique de la calcification », l'infiltration des tissus par des phosphates tribasiques et des carbonates de chaux.

En 1879, Everett (3), dans un important mémoire, rassemble 33 cas, dont un lui est personnel.

En 1894, Thorn (4) étudie l'origine et le mode de formation de ces pierres utérines.

Signalons, au point de vue anatomo-pathologique, les travaux de Robin, Ranvier, Cornil et Daniel Molière (5), les thèses de Costes (1895) et de Hyenne (1898).

En 1900, l'article de Fouquet (6), la thèse de Blanc ; en 1901, celle de Guibé et de Rigollet-Ardillaud.

---

(1) Virchow. Pathol. des tumeurs. T. III.
(2) Revue de médecine et de chirurgie, 1877.
(3) Amer. J. of. Obstetrics. Vol. 12, p. 700-707.
(4) Zeitscht. f. Geburtst. u. Gynaæk. Bd. 28, s. 75-93.
(5) Dictionnaire des sciences méd., 4ᵉ année.
(6) Gazette des Hôpitaux, 1900, p. 605 (Fouquet).

CHAPITRE II

ETIOLOGIE

L'étiologie de la calcification des fibromes est assez obscure. Son début insidieux, sa bénignité habituelle, la rareté des symptômes et des observations cliniques suffisent à l'expliquer.

Il vaut mieux avouer notre ignorance que d'invoquer comme facteurs étiologiques, avec Viceta-Condura, l'usage, comme boissons, d'eaux chargées en sels calcaires, ou, avec Van Helmont, une force pétrifiante de la matrice.

Suivant Le Dentu et Delbet, ce processus de dégénérescence survient très souvent à la suite de la ménopause, de l'accouchement, d'une maladie longue et cachectisante.

Ces deux dernières influences ne nous paraissent pas justifiées : elles se retrouvent assez fréquemment, il est vrai, mais n'ont pas l'importance de la première.

L'on sait depuis longtemps qu'à l'époque de la ménopause les fibromes utérins subissent une régression, due à un processus d'induration, et l'on comprend que le dernier temps puisse en être la calcification. Cependant, il n'y a rien là d'absolu, car nous possédons un grand nombre de cas où la calcification a été constatée avant la ménopause. Sur 75 cas relevés par Guibé, voici comment se répartit l'âge :

Avant 30 ans	4 cas	
De 30 à 40 ans.........	66 »	22 cas.
De 40 à 50 ans..........	12 »	
De 50 à 60 ans..........	11 »	
De 60 à 70 ans..........	26 »	53 cas.
De 70 et au-dessus......	16 »	

Sur dix-sept observations relevées depuis le travail de Guibé, nous avons trouvé un seul cas de 28 ans, deux autres de 45. Tous les autres atteignaient ou dépassaient la cinquantaine.

Nous pouvons donc conclure que les fibromes calcifiés sont surtout observés à partir de cinquante ans.

Nous n'ignorons point que, dans beaucoup de cas, ces tumeurs existaient depuis longtemps à l'état de fibrome, et même de fibrome calcifié, et que, par conséquent, on ne peut attribuer à l'âge une valeur très grande; mais, néanmoins, nous pouvons affirmer, avec Guibé, que, chez une femme de 40 ans, un fibrome calcifié est un fait absolument exceptionnel et que ces tumeurs sont habituellement signalées à partir de la cinquantaine.

Même en admettant que la présence des fibro-myomes dans l'utérus retarde la date de la ménopause, on ne saurait contester raisonnablement la relation fréquente existant entre celle-ci et la calcification.

Dans notre introduction, nous affirmons la rareté de la dégénérescence calcaire. Pour Cruveilhier, ce serait, au contraire, « la plus fréquente ». Guibé nous donne la raison de cette contradiction apparente avec les auteurs actuels. « Si Cruveilhier, dit-il, a si souvent trouvé des fibromes calcifiés, c'est qu'il observait à la Salpêtrière,

milieu éminemment favorable à cette dégénérescence et
à cette atrophie des fibromes utérins et à une période de
la vie où toutes les autres dégénérescences (œdémateuse,
sarcomateuse) n'existent plus. »

Mais, en clinique, il n'en est plus ainsi. Le nombre des
fibromes opérés à l'heure actuelle est considérable, et les
observations de fibromes calcifiés restent rares. Nous citerons, à titre d'exemple, la statistique personnelle de
Cullingworth (1), parue en 1902. Sur cent cas de fibro-
myomes utérins, l'auteur a trouvé 46 cas de tumeurs
non altérées. Dans 52 cas, le fibrome avait subi les altérations suivantes :

1) Fibrome œdémateux et myxœdémateux... 27 fois.
2) Myxosarcome. . ... 1 »
3) Dégénérescence kystique et fibro-kystique. 5 »
4) Gangrène. . ... 18 »
5) Infiltration calcaire. . ... 1 »

---

(1) Journal of Obst. and Gynak. of the British Empire. Vol. I,
p. 3.

CHAPITRE III

ANATOMIE PATHOLOGIQUE

« La calcification est le phénomène d'incrustation, d'infiltration des tissus par des granulations plus ou moins abondantes, formées de phosphates tribasiques de chaux et de carbonates de chaux, sans aucun rapport avec la position régulière du tissu osseux proprement dit, et sans formation d'ostéoplastes. » (Talamon.)

Une question se pose donc tout d'abord : Y a-t-il toujours simplement calcification, et ne peut-on voir dans certains de ces fibromes une ossification véritable ?

Cruveilhier, Gusserow, Meslay et Hyenne (1) prétendent que le fait n'est pas prouvé, refusant toute valeur aux observations publiées en raison de l'absence de description histologique. D'autres auteurs, au contraire, regardent le fait comme possible.

« Dans les tumeurs fibreuses, dans les tumeurs musculaires de l'utérus, on observe, soit de simples infiltrations calcaires, soit de véritables pétrifications qu'il faut toujours distinguer des ossifications vraies qu'on peut

---

(1) Meslay et Hyenne. Ann. de gynécologie, 1898, t. II, p. 4.

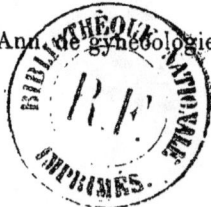

2

rencontrer, bien que plus rarement, dans les mêmes circonstances. » (Cornil et Ranvier.) (1)

Nous citerons, à l'appui de cette manière de voir, les observations de Bidder, von Krauss, Freund, Weld, Müller, Feuchtwanger (1897), et celle plus récente de Guinard (1907). Dans cette dernière, il s'agit d'un volumineux fibrome ossifié du mésentère, inclus entre les deux feuillets du mésocôlon iliaque, et consécutif probablement à un fibrome du ligament large ayant perdu toute connexion avec l'utérus et ayant peu à peu soulevé le feuillet péritonéal postérieur pour remonter dans la cavité abdominale. Mais, dans toutes ces observations, la transformation ostéoïde n'est pas complète. On voit seulement quelques corpuscules isolés (Weld, Müller, Feuchtwanger) et irrégulièrement disposés l'un par rapport à l'autre, situés à côté de parties calcifiées. Au microscope, les plaques ossiformes présentent des canalicules de Havers et des ostéoplastes ; les parties calcifiées, une infiltration de granulations calcaires sans morphologie caractéristique.

Aussi, nous rangeant à l'avis de Cornil, nous admettons que, si exceptionnelle que puisse être cette dégénérescence ostéoïde, il semble impossible de la nier.

L'infiltration calcaire peut atteindre tous les tissus de l'économie (cas de Pierre, *Société belge d'Anatomie pathologique,* 18 mars 1898). Ce sont des cas analogues qui ont fait parler d'une véritable « diathèse calcaire », d'une anomalie de l'acte nutritif dévié (Löbstein).

Les fibromes cependant semblent plus particulière

---

(1) Cornil et Ranvier. Manuel d'Histologie pathologique, 1901. 3ᵉ édit., t. I, p. 97.

ment atteints, et si les observations portent surtout sur les fibro-myomes utérins, en raison de leur plus grande fréquence, les autres fibromes de l'économie n'en sont pas exempts.

Nous citerons, à titre d'exemple, le fibrome calcifié du quadriceps crural, qui fait l'objet de la thèse de Rigollet-Ardillaud (Paris, 1901) ; les fibromes de l'ovaire : cas de Potrowsky (fibrome calcifié de l'ovaire gauche, *Revue de Chirurgie*, janvier 1900, vol. VII, p. 3), et celui plus récent de MM. Dubar et Leroy, que nous résumerons ici.

OBSERVATION PREMIÈRE

Fibrome calcifié de l'ovaire (Dubar et Leroy) [1]

Femme de 28 ans, réglée depuis l'âge de 14 ans, et chez qui, il y a quatre ans, les règles commencèrent à devenir douloureuses, plus abondantes et prolongées, en même temps qu'apparurent dans les lombes, dans les cuisses et à la région hypogastrique, des douleurs continues et assez vives. Les ménorragies qui duraient depuis quinze jours étaient devenues plus abondantes et les douleurs s'étant accrues, la malade entre dans le service de M. Dubar, qui diagnostique un fibrome sous-péritonéal pédiculé de la face antérieure de l'utérus. La laparotomie montra qu'il s'agissait en réalité d'une tumeur développée aux dépens de l'ovaire droit, tumeur constituée par une masse solide très dure, lourde, ovoïde, assez irrégulière et reposant en avant du fond de l'utérus, son

---

(1) Echo Médical du Nord, numéro 27, 7 juillet 1907.

grand axe dirigé perpendiculairement à celui de cet organe.

La tumeur enlevée était d'une consistance pierreuse, du volume d'un gros œuf d'autruche, du poids de 520 grammes.

De surface irrégulièrement mamelonnée, présentant par places des nodosités surajoutées, légèrement mobiles, de consistance cartilagineuse, et comme incrustées dans la masse totale, la tumeur, après un sciage pratiqué suivant son grand axe, se montra essentiellement composée de tissu fibreux blanc, criant sous le couteau, ne donnant rien au râclage, et parsemé dans sa presque totalité d'imprégnations calcaires d'un blanc jaunâtre, surtout abondantes dans les portions centrales.

L'examen histologique montra que la tumeur était constituée par des fibres conjonctives diversement entremêlées et infiltrées de productions calcaires.

Ajoutons, pour ne point revenir sur cette question des fibromes de l'ovaire, que, d'après les auteurs, l'imprégnation calcaire semble conférer aux fibromes de l'ovaire un caractère particulier de bénignité, si bien qu'ils émettent cet avis, en ce qui concerne le diagnostic : qu'en présence d'un fibrome de l'ovaire reconnu, on peut être tenté de croire qu'il a subi la dégénérescence calcaire quand l'évolution de la tumeur est particulièrement lente et quand ses symptômes sont plus particulièrement bénins (Vitoux).

Ce sont surtout les fibromes utérins qui subissent la dégénérescence calcaire. C'est, en effet, dans cet organe que ces sortes de tumeurs se rencontrent de préférence. Peut-être aussi la calcification trouve-t-elle là des conditions particulières à sa formation. On sait, en effet, que

ce sont les fibromes interstitiels et sous-péritonéaux qui
sont le plus fréquemment atteints, tandis que la calcification s'observe rarement dans les sous-muqueux. Nous
renvoyons à la statistique de Guibé, faite sur 85 cas. On
s'explique ce fait par la moindre vascularisation des
deux premiers : les sous-séreux sont pédiculés, les interstitiels, isolés du tissu utérin par une atmosphère celluleuse ; les sous-muqueux sont, au contraire, en connexion
intime avec la muqueuse si richement vascularisée. Or,
nous verrons dans la pathogénie combien le rôle de la vascularisation est important dans ce processus de dégénérescence.

Presque toujours, ces fibromes appartiennent au corps
de l'utérus. La localisation au col n'est citée que deux
fois : Trumet et W. Tate. Ils s'implantent, soit sur le
fond de l'utérus, soit sur la face antérieure, soit sur la
face postérieure. Il semble que ceux de la face antérieure
soient les moins nombreux. Dans certains cas, il y a
fibromatose généralisée.

Ces fibromes présentent un ou plusieurs noyaux calcaires. Michel Morus en compta 32 dans un même myome. Parvin dit en avoir vu 30 à 40 à une autopsie. Mais
le plus souvent, on n'en observe qu'un, qui peut alors
acquérir des dimensions considérables. Habituellement,
le volume varie d'un œuf de poule à une tête de fœtus.
Souvent, plusieurs masses calcaires s'agglomèrent pour
former en apparence une seule tumeur.

La calcification n'entraîne pas la disparition complète
des éléments anatomiques. Après décalcification, on retrouve toujours ceux-ci plus ou moins dégénérés, plus ou
moins étouffés par l'accumulation successive des sels de
chaux, qui se fait, soit intra-cellulaire, soit intercellulaire.

Parmi ces sels, celui qu'on trouve le plus en abondance est le phosphate tribasique (83-85 0/0 d'après Bostock). Puis, vient le carbonate de chaux : 5 à 10 0/0. On y trouverait aussi du sulfate de chaux en proportions faibles (Bostock, Everett). Mais ces chiffres ne sont qu'une moyenne et les variations, suivant les cas, en sont très étendues. Ceci suffirait à distinguer la calcification de l'ossification ; dans cette dernière le phosphate de chaux, comparativement au carbonate de chaux, étant toujours en proportions définies.

Briggs cite, dans un cas, la présence de phosphate ammoniaco-magnésien. La rareté de ce sel serait, pour Guibé, un moyen précieux de diagnostic entre un calcul vésical ou rénal et un calcul utérin.

La calcification débute, tantôt au centre, tantôt à la périphérie. Dans le premier cas, qui paraît être le plus fréquent, on observe un noyau calcaire plus ou moins volumineux, dont le milieu très dur est entouré excentriquement d'une zone de plus en plus friable. Le second cas paraît être plus exceptionnel. On observe alors une couche calcaire périphérique sous forme de coque avec, au centre, une sorte de magma ou boue calcaire (Cruveilhier).

Nos observations II, III et VII en sont des cas typiques.

OBSERVATION II (1)

Pauline L..., 41 ans, blanchisseuse, entre à l'hôpital Necker, salle Lefort, le 17 août 1904, pour une phlébite

---

(1) Bulletin Société Anatomique, Paris 1904, p. 707, par Maurice Camus,

légère de la veine saphène interne du côté gauche. Elle a
déjà été opérée, en 1900, d'une synovite à grains rizifor-
mes de la main droite. A eu trois enfants. A la suite de
sa dernière couche, elle a remarqué que son ventre était
resté gros et, depuis deux ans environ, elle s'est aperçue que sa tumeur abdominale présentait des bosses faciles à délimiter. Mais jamais, à aucun moment, elle n'a
présenté de troubles fonctionnels, et elle ne songeait pas
à s'inquiéter de son ventre. Cette malade était entrée à
l'hôpital pour une phlébite, et c'est en l'examinant à ce
sujet que nous avons découvert, très facilement, une tumeur abdominale énorme, bosselée, très dure et mobile.

Le 3 septembre 1904, M. Mouchet pratique une hystérectomie abdominale par le procédé de Kelly. Suites
opératoires très simples. Néanmoins, le cinquième jour
après l'opération, on a vu apparaître une légère phlébite
crurale gauche. La malade quitte l'hôpital à la fin de septembre.

Pièce. — La pièce est un utérus fibromateux du poids
de quatre kilogs. Les fibromes que porte cet utérus, sont
extrêmement nombreux et d'inégal volume. Ils sont interstitiels ou sous-péritonéaux, ces derniers se trouvant
sessiles ou plus ou moins pédiculés. L'une de ces tumeurs a subi la dégénérescence calcaire. Ce fibrome calcifié siège au fond de l'utérus et à droite, non loin de
l'insertion du ligament rond de ce côté. Séparé du péritoine par une couche de tissu utérin, épaisse à peine
d'un demi-centimètre, il est rond comme une boule et
présente le volume d'une belle orange. La consistance
très dure rappelle celle de la pierre ; il ne se laisse pas
entamer par le bistouri. Sa surface extérieure est régulière, un peu rugueuse et adhère au tissu ambiant.

Divisé par la scie en deux parties, ce fibrome calcifié offre, macroscopiquement, deux couches à considérer :

1° Une couche périphérique, épaisse de un à deux millimètres, blanche, dure et dense, qui apparaît comme une coque enveloppant la tumeur ;

2° Une zone centrale, paraissant constituer la tumeur elle-même, qui, plus friable, moins unie, rappelle la disposition du tissu spongieux des os.

En somme, la calcification paraît avoir débuté par la périphérie de la tumeur.

OBSERVATION III (1)

Femme âgée de 69 ans, A eu cinq enfants. Elle a fait son dernier accouchement à trente ans, et ce n'est que dix ans après qu'elle s'est aperçue de cette tumeur, qu'elle porte depuis 30 ans environ.

La malade se plaint de pertes depuis six mois, d'abord blanches, puis jaune-rousses, enfin rouges. Ces pertes avaient beaucoup augmenté depuis 15 jours. Depuis les accidents de ménopause, vers cinquante ans, la malade n'avait eu aucune perte.

A la palpation, on sent une masse du volume d'une tête d'enfant, qu'on mobilise facilement, mais qui semble se prolonger dans le petit bassin.

Par le toucher vaginal, on sent une autre masse qui, sous l'impulsion du doigt, transmet le mouvement à la masse abdominale ; on est donc porté à supposer deux parties superposées, en forme de gourde et adhérentes

_____

(1) Société Anatomique Paris, 1905, p. 826, par M. Arnould.

entre elles, mais libres des organes voisins. L'effacement
du col est complet et on ne peut le déceler par le toucher.

A la palpation et par le toucher, la tumeur est très
dure, paraît assez nette, sans saillies, ni dépressions.

Aucun trouble du côté de la vessie ou par compression.
La malade ne souffre pas ; à peine une sensation de pesanteur dans le ventre.

Hystérectomie abdominale subtotale. Décollement très
facile de la vessie.

Suites opératoires normales.

La pièce est composée de trois parties : une partie su-
périeure très grosse, une partie inférieure plus petite,
entre les deux une cavité qui est celle de l'utérus, et
qui envoie des prolongements de chaque côté de la tumeur inférieure, qui paraît ainsi enclavée dans le col. Enfin, une troisième partie antérieure, qui présente tous les
caractères d'un fibro-myome et qui contractait quelques
adhérences avec la paroi vésicale. La section ne donne
rien de particulier pour cette partie. Les deux autres
sont calcifiées et une ouverture à la scie montre que la
calcification est superficielle ; à l'intérieur, un tissu myo-
mateux, entouré par cette couche calcaire peu épaisse, de
quatre à cinq millimètres seulement ; tissu qui crie sous
le couteau et qui contient des granulations fines, calcaires.

Observation IV

Fibrome utérin en partie calcifié. Hystérectomie sub-totale. Appendicectomie. Guérison (Péraire) [1]

Mme I..., 45 ans, avait depuis cinq ans des métrorragies si abondantes, survenant en dehors des règles, qu'elle en était arrivée à la dernière période de la cachexie et que sa vie était gravement compromise.

On lui avait fait, il y a trois ans, un curettage utérin, dans le service du professeur Quénu, à Cochin, sans aucun résultat.

Opération le 6 mars 1909. Hystérectomie abdominale subtotale. Suites très bonnes.

On peut voir que l'utérus, gros comme le poing d'un adulte, est fibromateux.

Il contient dans sa cavité un fibrome obstruant en partie toute sa cavité. Ce fibrome, de la grosseur d'une volumineuse noix, est pédiculé, mais son pédicule est très large et est implanté sur le fond même de l'utérus.

Il est comme un marron dans son enveloppe. A la coupe, ce fibrome est calcifié dans toute sa partie centrale.

Les ovaires sont rougeâtres, très vascularisés. L'appendice est simplement augmenté de volume.

---

(1) Bulletin Société Anatomique, Paris 1909, p. 150.

Observation V

Fibromes calc.fiés. Occlusion intestinale. Anus cœcal. Hystérectomie abdominale. Mort par insuffisance rénale, par H. Morestin (1)

Louise Fin..., 63 ans, passe, le 5 juin 1907, dans le service du docteur Morestin, pour occlusion intestinale.

A plusieurs reprises, depuis le mois de mai, elle avait eu des crises d'occlusion plus ou moins sérieuses. D'ailleurs, la constipation était habituelle, opiniâtre, et la malade, depuis deux ans, n'allait plus à la selle sans lavement. Les crises d'occlusion s'accompagnèrent de douleurs vives dans le bas-ventre et à droite.

Etat général mauvais.

Le 5 juin, l'occlusion est complète depuis plus de 48 heures ; le ventre est extrêmement ballonné ; vomissements bilieux pendant lesquels il y a issue par l'anus de gaz et de matières ; la malade a pris de multiples lavements.

Le toucher vaginal combiné à la palpation montre un utérus volumineux et bosselé, avec masse dure dans le Douglas et une autre masse vers la droite, au-dessus de ce qui paraît être le corps utérin. Le toucher rectal ne permet d'atteindre aucun point sténosé. Le siège de l'occlusion est certainement sur le gros intestin, car on voit le cœcum surdistendu soulever la paroi abdominale et se dessiner presque.

Anus contre nature est pratiqué.

Au bout de peu de jours, tout va mieux.

—————

(1) Bulletin de la Société Anatomique, 1907, page 519.

Une nouvelle exploration confirme l'existence dans le petit bassin de masses bosselées et dures, reliées à la matrice, si bien que le diagnostic de fibromes utérins multiples inclus dans le petit bassin, ne fait plus aucun doute.

Laparotomie le 21 juin.

Il n'y avait d'obstacle que pelvien. L'utérus présentait plusieurs corps fibreux calcifiés, qui remplissaient le bassin ; l'un d'eux surtout, gros comme une orange et fixé à la partie postérieure au-dessus de l'isthme, comblait le Douglas, refoulait et comprimait le rectum. Ce dernier était, en outre, enserré par une foule de brides fibreuses, de lamelles, de vieilles adhérences.

Hystérectomie subtotale.

Suites mauvaises. Anurie presque complète le deuxième jour après l'opération. Mort le 25 juin.

L'autopsie n'a pu être faite.

Pièce.— Le corps utérin offre un fibrome antérieur qui refoulait la vessie, un postérieur qui entrait en contact avec le rectum et le comprimait, d'autres, latéraux, et deux implantés sur le fond vers la droite. Chacun d'eux est gros comme un œuf de poule, mais tous sont d'une dureté extrême, pierreuse ; et, en effet, ils sont tous calcifiés, presque en totalité.

L'excavation pelvienne est remplie presque entièrement par cette agglomération de fibromes pétrifiés ; l'un d'eux, le plus volumineux, entrait en rapports intimes avec le rectum ; il y adhérait et fixait cet organe contre le sacrum.

Chez cette femme, bien que la nécropsie n'ait pas été faite, nous sommes fondés à admettre qu'il y avait aussi compression des uretères et que cette circonstance a con-

tribué puissamment à déterminer l'altération, la diminution graduelle de la valeur du rein.

OBSERVATION VI

Fibrome utérin calcifié chez une femme de 60 ans. Rétention d'urine.
Obstruction intestinale. Paraplégie. Hystérectomie sub-totale. Mort au
10e jour (Rieffel)[1].

Mme R..., 60 ans, sans profession, entre à l'hôpital Cochin le 16 septembre 1904.

Antécédents héréditaires. — Rien de particulier.

Antécédents personnels. — Plusieurs attaques de rhu-
matisme. A eu un enfant il y a quarante ans. Ménopause
il y a douze ans. Depuis un an, la malade perd du sang
d'une manière peu abondante mais continue. Pertes
blanches. Douleurs lombaires irradiées vers les cuisses
et le sacrum.

Augmentation du volume du ventre.

Il y a quinze jours, paraplégie brusque, sans perte de
connaissance. Vers la même époque, début des accidents
d'obstruction qui l'amènent à l'hôpital.

Examen. — Malade très affaiblie et souffrant beaucoup du ventre. Membres inférieurs parésiés, presque
inertes, sensibles cependant. Diarrhée profuse, qui a suc-
cédé à une crise d'obstruction traitée par des purgatifs
répétés. Rétention d'urine, qui nécessite le cathétérisme
régulier, assez facile d'ailleurs. Température : 38 degrés
Pouls : 90. Escarre sacrée datant de quelques jours déjà.
Pertes blanches abondantes et fétides.

---

(1) Bulletin de la Société Anatomique, 1905, page 36,

Le toucher montre le petit bassin comblé par une masse bosselée, extrêmement dure, surtout accessible par le cul-de-sac antérieur. Cette masse est immobile et comme engagée à fond dans l'excavation. Rien au col utérin.

Le palper hypogastrique fait sentir l'augmentation du volume utérin et reconnaître que la masse précitée fait absolument corps avec l'utérus.

Traitement expectatif. Glace sur le ventre. Repos.

Les jours suivants, amélioration légère. Moins de douleurs, diminution de la diarrhée.

Opération le 22 septembre 1904. — Laparotomie médiane sous-ombilicale. Petit bassin comblé par une tumeur d'une dureté pierreuse, mais que la main, introduite dans l'abdomen, peut facilement désenclaver et amener presque hors du ventre. Cette tumeur est implantée sur le fond de l'utérus par un mince pédicule. Hystérectomie subtotale.

Suites opératoires. — Mieux quelques jours. Miction sans cathétérisme. L'impotence des membres inférieurs s'améliora. Tout allait pour le mieux, quand l'escarre sacrée se mit à se creuser, la température à s'élever.

La malade succomba le 2 octobre, dans la nuit, dix jours après l'opération.

Anatomie pathologique. — L'examen anatomique montre que l'on a affaire à un gros fibrome (un poing et demi), relié au fond de l'utérus par un pédicule. L'utérus est ratatiné, contient encore trois autres petites noisettes fibromateuses calcifiées dans l'épaisseur de ses parois.

Un peu au-dessous de la corne utérine droite, est implanté un petit polype muqueux.

Examen microscopique. — Deux fragments ont été prélevés vers le centre du fibrome, au point où se trouve la partie la plus dure de la masse calcifiée. A un faible grossissement, on se rend compte que la calcification procède par noyaux isolés, formant des travées, des sortes d'aiguilles calcifiées au milieu du tissu du fibro-myome primitif.

Un grossissement plus fort permet de suivre le mode de production de la calcification dans le fibrome en passant par quatre zones :

Première zone. — Le fibro-myome, du type fibreux, est formé par de petits faisceaux de fibres musculaires lisses, nettement colorés en jaune brun par le Van Giesen, entourés par de très larges travées de tissu conjonctif, exclusivement formé par des fibrilles que le Van Giesen colore en carmin clair. Dans le tissu conjonctif, on retrouve quelques vaisseaux dont l'endothélium est bien conservé, mais dont la paroi externe est toujours considérablement épaissie.

Deuxième zone. — Le tissu conjonctif devient beaucoup plus dense ; il ne s'agit plus de fibrilles plus ou moins isolées, mais de larges nappes de tissu fibreux coloré en carmin foncé. Les fibres musculaires sont conservées par petits îlots dans les travées fibreuses, très pauvres en vaisseaux ; elles conservent néanmoins leur aspect et leurs réactions normales.

Troisième zone. — Apparition de la calcification sous forme de petits grains arrondis ou légèrement allongés, isolés les uns des autres, en plein tissu fibreux. Ces grains ont la couleur rouge brique que présente le tissu calcifié dans la quatrième zone.

Quatrième zone. — Plaques de coloration rouge brique

homogène, présentant seulement quelques fentes allongées. Le bord de ces plaques est très sinueux et tranche brusquement sur le tissu conjonctif voisin. Ce bord est creusé par la pénétration des fibres musculaires lisses, toujours persistantes, que l'on voit vivre encore un certain temps au milieu du tissu nettement calcifié.

Observation VII (1)

Due à M. le professeur Tédenat

Myome calcifié avec kyste granieux central (poids de 3825 gr.) implanté par un fort pédicule sur le fond de l'utérus.

Mme G..., 44 ans, bien réglée de 12 à 33 ans. Accouchements à 26 et 31 ans. Après le dernier accouchement, ménorrhagies abondantes durant dix, quinze jours. A l'âge de 40 ans, à la suite d'un effort, accidents péritonitiques avec douleurs, vomissements pendant cinq jours. Le docteur Cambacédès constate la présence d'une tumeur du volume des deux poings, occupant le côté gauche de l'utérus, et pense à un kyste de l'ovaire. Il conseille le port d'une ceinture.

Douleurs abdominales peu intenses, presque permanentes ; les règles continuent plus longues (dix, quinze jours), avec quelques petits caillots, sans pertes blanches notables. Dix mois plus tard (novembre 1889), nouveaux accidents péritoniques, qui durent huit jours (nausées, ballonnement du ventre, constipation, douleurs dans tout le bas-ventre). Le docteur Tédenat voit la malade avec le docteur Cambacédès, le 20 décembre 1889 : la tu-

---

(!) Les trois observations qui suivent sont inédites.

meur a augmenté de volume et atteint l'ombilic ; elle oc-
cupe surtout le côté gauche du ventre, refoule l'utérus en
avant et à droite. Elle est mobile sur l'utérus. On diagnostique un kyste de l'ovaire et on attribue les accidents
péritoniques à la torsion du pédicule.

8 janvier 1890. — Laparotomie. On arrive sur la tumeur gris rosée, avec nodules blancs, durs, adhérences à
l'S iliaque molles et faciles à libérer, à l'épiploon, dont
il faut sectionner, après deux ligatures, un bloc scléreux
du volume de la main. La tumeur est alors facilement at-
tirée. Avec elle, vient l'utérus, à peu près normal, sur lequel elle s'insère, au niveau du fond, par un pédicule
long de six centimètres, épais de deux et large de quatre. Le pédicule est lié par transfixion au ras de l'utérus
et sectionné. Les annexes paraissent saines et sont conservées. Sur l'utérus, deux nodules fibromateux blancs,
durs, du volume d'une noisette. Guérison rapide. A 46
ans, ménopause. La malade, revue huit ans après, est bien
portante.

Le pédicule avait subi deux tours de torsion. La tumeur,
du poids de 3.825 grammes, était constituée par un fibro-
myome traversé par des tractus calcifiés. A sa périphérie,
était une capsule calcaire ayant une épaisseur variant de
un à trois centimètres. Au centre, poche irrégulière, con-
tenant environ 200 grammes de bouillie jaunâtre avec
grains calcaires ; de fins tractus faisaient un cloisonne-
ment incomplet de cette poche.

Observation VIII

Due à M. le professeur Tédenat

Myomes sous-séreux calcifiés avec îlots de dégénérescence granieuse. Poids de 2850 grammes. Hystérectomie subtotale (observation recueillie par le docteur Dusser).

Julie R..., 42 ans, réglée à 14 ans, régulièrement, pendant trois ou quatre jours, jusqu'à 25 ans. A ce moment, les règles deviennent plus abondantes, durant cinq ou six jours, avec parfois de petits caillots, sans douleurs, sans fatigue. Mariée à 27 ans. Accouchements normaux et sans accidents à 29 et 33 ans. Les règles sont plus abondantes, durent huit jours ; pas de douleurs, pas de pertes blanches. Fausse-couche de trois mois à l'âge de 37 ans, à la suite d'une chute. Accidents péritoniques peu intenses, qui tinrent la malade au lit pendant quinze jours. Depuis lors, pesanteur lombo-sacrée, mictions fréquentes (deux ou trois fois la nuit, huit à dix le jour). Pas de pus dans l'urine. Les règles durent dix jours, avec caillots et douleurs, obligeant souvent la malade au repos. Le docteur Bermont constate la présence d'une tumeur du volume des deux poings, faisant corps avec l'utérus (mai 1899). Il conseille le port d'une ceinture, des injections chaudes et une potion à l'ergotine qui est prise pendant les huit jours qui précèdent et suivent les règles. Peu de soulagement. La tumeur augmente de volume ; les ménorrhagies continuent durant dix, douze jours. Très rarement courte hémorragie intermenstruelle. Pertes blanches insignifiantes. Le 3 mai 1902, il adresse la malade à M. Tédenat, avec les renseignements ci-dessus.

5 mai. — Examen : malade pâle, grasse. Fonctions digestives bonnes, sauf une constipation tenace, obligeant aux lavements et aux laxatifs. L'examen du ventre montre : ptose légère, corde colique, rein droit tout entier en dessous du rebord costal.

L'exploration combinée donne les résultats suivants : périnée, vulve et vagin en bon état. Col utérin gros, dur, non érodé, sans kystes glandulaires, regardant en avant dans l'axe du vagin. Le corps utérin a le volume d'une tête d'enfant nouveau-né, atteint l'ombilic sur la ligne médiane, la dépasse à droite de six travers de doigt, à gauche de quatre. Il se compose de masses dures, lobulées. L'hystéromètre pénètre à douze centimètres. Les douleurs sont permanentes et très pénibles depuis cinq à six mois; les règles, très abondantes, avec caillots ; pertes rougeâtres, fétides, pendant cinq à six jours après les règles. La malade demande à être opérée.

10 mai. — Hystérectomie subtotale facile, malgré quelques adhérences lâches avec l'S iliaque. Les artères utérines sont volumineuses, dures, avec un degré d'adhérence assez marqué. Guérison sans accidents. La malade quittait la clinique le 4 juin 1902.

La masse enlevée, annexes comprises, pesait 2.850 grammes. Le myome forme une masse constituée par quatre lobes se finissant à leur point d'implantation, sur la face postérieure de l'utérus, se continuant sans vraie capsule avec les plans superficiels du muscle utérin. Le lobe droit, du volume du poing, constituait une vraie pierre lisse ; la scie qui servit à la sectionner s'ébréchait. A sa partie périphérique, on distinguait des couches concentriques régulières, réunies par de minces tractus fibreux, partiellement calcifiés. Les trois autres lobes présentaient des îlots calcifiés du volume d'un grain de maïs, d'une noisette, avec de petits foyers granieux.

Les trompes étaient perméables, peu altérées ; l'ovaire gauche était parsemé de nodules fibreux, blancs, et portait un kyste à contenu séreux clair, du volume d'une noix ; l'ovaire droit était normal.

Sur la muqueuse utérine, au niveau du fond, une petite masse verruqueuse, dure et fragile, grisâtre, ayant l'aspect d'une plaque d'épithélioma.

M. Tédenat a revu la malade, en bonne santé, en 1908, six ans après l'opération.

Observation IX
Due au docteur Soubeyran
Enorme fibromyome utérin. Hystérectomie subtotale. Présence d'un gros noyau calcifié (Examen histologique, M. le professeur Bosc).

Mlle R..., 50 ans, institutrice, de Sumène, entre à la Villa-Fournier de l'hôpital Suburbain, le 10 août 1908, pour une grosse tumeur abdominale.

Histoire. — Tumeur remontant à dix ans au moins, n'ayant déterminé aucun trouble. Pas de pertes blanches. Pas d'hémorragies. Elle gêne seulement par son volume et par une sensation de pesanteur dans l'abdomen. Pas de passé génital. Jamais de grossesse.

Antécédents héréditaires : nuls.

Examen. — Tumeur tenant tout le ventre, du pubis à l'appendice xyphoïde. Elle semble, au palper, molle, pseudo-fluctuante. Elle est mate. Pas d'ascite. Vu son volume, on croit à un kyste de l'ovaire. Au toucher bi-ma-

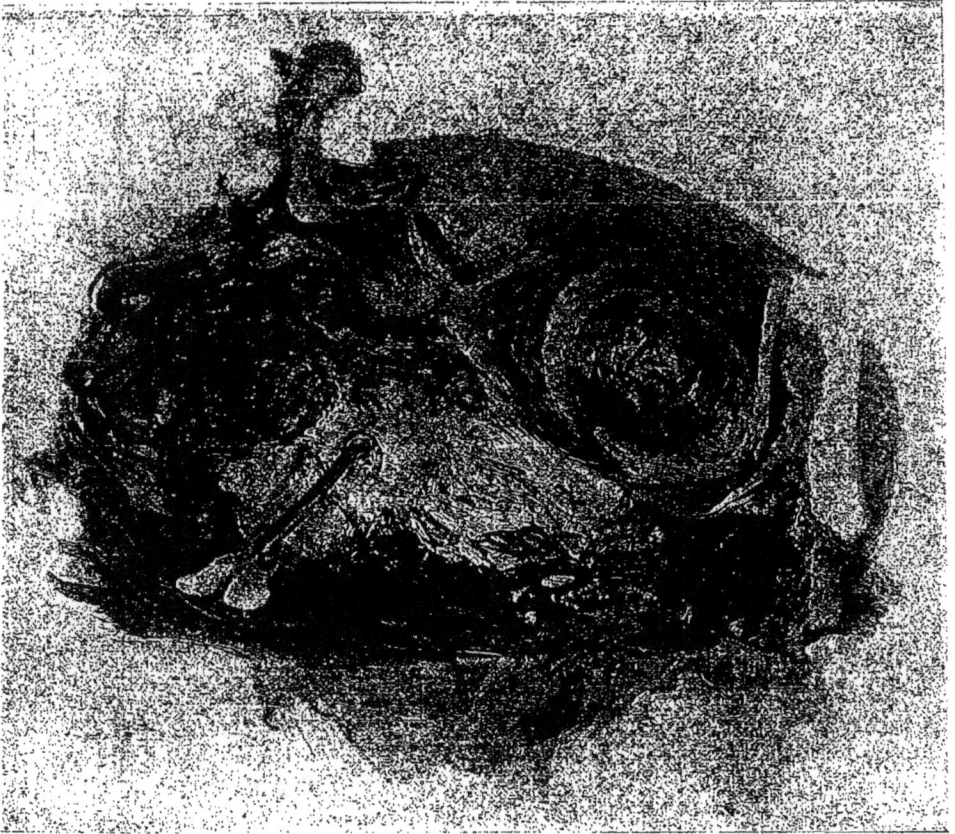

Utérus fibromateux. Deux noyaux sous-séreux : l'un sur la ligne médiane
en voie de calcification ; l'autre à droite complètement calcifié. La sonde
cannelée pénètre dans la cavité utérine. De chaque côté les ovaires, avec
des débris du ligament large.

nuel, les mouvements sont communiqués à l'utérus. L'intervention proposée est acceptée.

Opération le 14 août 1908. — Laparotomie médiane dépassant l'ombilic en haut. C'est une tumeur solide, faisant corps avec l'utérus. On la sort du ventre, et on coupe le pédicule, suivant la technique habituelle de l'hystérectomie subtotale. Drain abdominal et vaginal.

Suites bonnes. Sort guérie un mois après.

Pièce anatomique. — Poids : 12 kilogs. Aspect lisse. Consistance mollasse. Coloration rosée.

Examen macroscopique. — Tumeur énorme, constituée par une fibromatose généralisée à tout l'intérieur et formée par un tissu d'apparence lamelleuse, creusé de fentes et de cavités qui, par endroit, font ressembler ce tissu à une coupe de fromage de Gruyère. Il existe, en outre, dans cette masse utérine, plusieurs fibromes du volume d'un œuf de poule, l'un très dur mais non calcifié, l'autre complètement calcifié.

Examen microscopique. — Les parties du fibro-myome non calcifié sont formées par des faisceaux lâches de fibres musculaires lisses, séparées par des travées conjonctives de volume variable. Ces faisceaux et ces travées sont traversées en tous sens par des vaisseaux sanguins, mais surtout par des espaces et des vaisseaux lymphatiques très élargis et qui arrivent à constituer de véritables lacunes.

Les faisceaux de fibres lisses sont formés de fibres très lâches, séparées les unes des autres par du liquide et sur leur coupe transversale elles apparaissent comme un réticulum très dissocié de cellules étoilées.

Au niveau des points où l'infiltration calcaire se produit, on constate que les lymphatiques renferment de nombreuses cellules volumineuses dont le protoplasma est totalement rempli de fines granulations et dont le noyau présente une dégénérescence progressive (nucléolyse).

En outre, des cellules du même type, complètement libres, deviennent de plus en plus nombreuses au niveau des faisceaux musculaires, dont les fibres lisses subissent une disparition parallèle et un moment il ne reste plus qu'une trame à peine apparente, dont les mailles sont remplies de cellules à protoplasma granuleux et à noyau dégénéré. Ces cellules sont constituées par les cellules musculaires lisses en dégénérescence progressive, et aussi par des cellules conjonctives proliférées et peut-être des mononucléaires.

Les fragments calcifiés présentent cette dernière structure : tissu conjonctif de fines travées et de cellules à protoplasma rempli de granulations dans les parties les moins dures ; puis, ces cellules disparaissent peu à peu dans un tissu contracté formé uniquement de fibres conjonctives adultes et parcouru par des vaisseaux sanguins.

Les granulations intra-cellulaires sont brillantes, gris-jaunâtres et correspondent à une infiltration calcaire, qui est également intercellulaire et aboutit à l'atrophie totale des éléments cellulaires.

CHAPITRE IV

PATHOGENIE

Etudions tout d'abord la formation de ces « calculs utérins », connus depuis si longtemps sous le nom de « pierres de la matrice ».

Autrefois, on les considérait comme analogues à ceux de la vessie et de la vésicule biliaire et développés dans la cavité même de l'utérus. C'était encore l'opinion d'A. Viceta-Condura en 1874. Théoriquement, le fait est possible, surtout pour ceux qui admettent l'origine infectieuse de ces calculs, l'utérus étant un des organes le plus fréquemment infectés. Mais, si ce cas a pu se produire, il ne peut être qu'exceptionnel et ne saurait fournir une explication.

L'on pourrait plus justement incriminer la présence d'un corps étranger séjournant dans la matrice, et autour duquel se déposeraient des concrétions calcaires (De Bovis) (1). Mais ce fait doit être bien rare.

De même, il se peut qu'à la suite d'une fistule vésico-utérine, un calcul vésical glisse dans la matrice. L'analyse chimique en fixera le diagnostic.

––––––––––

(1) Sur les corps étrangers de l'utérus. Semaine médicale, 1898, numéro 15.

Des débris placentaires, retenus à la suite d'un accouchement ou d'un avortement (Thorn) (1) peuvent subir la transformation calcaire et former ensuite des concrétions libres. L'on sait, en effet, que certains placentas présentent de petits dépôts calcaires. De même, un œuf, avec mort prématurée du germe et rétention consécutive, pourrait former une sorte de lithopédion (Thorn). On observe, paraît-il, assez fréquemment des cas de ce genre chez les animaux.

Mais la possibilité de ces origines est « plus théorique que réelle », et habituellement le processus est plus simple. Un fibrome sous-muqueux ou interstitiel possède un ou plusieurs noyaux de calcification ; quelquefois, lui-même est entièrement calcifié. Il fait saillie dans la cavité utérine, dont il distend la muqueuse ; il semble même parfois pédiculé.

Si une métrite se produit, la muqueuse utérine s'ulcère ; l'infection atteint l'atmosphère celluleuse du fibrome qui suppure, et il ne faut plus qu'un peu de sphacèle pour que la tumeur se détache et tombe dans la matrice. Ce processus très simple est certainement le plus fréquent et, ce qui le prouve bien, c'est que, très souvent, les concrétions calcaires semblent enchâssées dans le tissu utérin : tel est le cas de Bernard (2).

Mais, pour les fibromes sous-séreux et pour quelques fibromes interstitiels, la suppuration peut dépasser le but et perforer l'utérus de part en part, entraînant la tumeur dans le péritoine : tels le cas de Boussi, le cas plus récent de Rollin, 1905 (fibrome calcifié libre dans le Douglas).

---

(1) Thorn 1894. Zeitscht. f. Geburtsh. u. Gynœk. Bd. 28, s. 75-93.
(2) Bulletin Société Anat., Paris 1899

Dans d'autres cas, surtout les fibromes développés aux dépens du ligament large, ils perdent toute connexion avec l'utérus et vont se greffer ailleurs : cas de Walther (1908) (fibrome greffé sur le mésentère), et le cas de Guinard, cité plus haut.

Mais quel est le processus intime de cette calcification ? D'après Talamon, « l'affaiblissement ou la disparition de la vitalité des tissus, l'excès de sels de chaux dans les liquides, telles paraissent être les deux conditions intimes importantes de la calcification pathologique de l'économie ».

Cette altération de la vitalité du tissu fibromateux peut se produire sous l'influence de troubles divers de la nutrition, le plus souvent sous l'influence d'altérations de la vascularisation.

« Comme la calcification, aussi bien que l'induration, tombe le plus souvent vers l'époque de la ménopause, l'état des vaisseaux de l'utérus doit avoir une très grande influence. Plus les vaisseaux qui nourrissent la tumeur s'atrophient et peut-être deviennent athéromateux, plus la calcification se produit facilement. » (Talamon.)

Il semble bien que la vascularisation soit en cause, et l'on s'explique ainsi la fréquence de la calcification dans les fibromes intersticiels, qui, enveloppés d'une gaine celluleuse, sont souvent moins vascularisés que les fibromes sous-séreux ou les polypes muqueux.

Dans un article paru en 1907 dans la *Revue de Chirurgie,* Tuffier, Jardry et Gy émettent l'opinion suivante : « Les vaisseaux peuvent disparaître complètement. La néoformation pathologique se présente alors sous la forme d'un tissu rappelant en tous points le cartilage hyalin, dont la nutrition se fait par inhibition : c'est le deuxième stade de la lésion : cartilaginiforme ou intermédiaire. Enfin, des dépôts calcaires peuvent se faire

dans ce tissu sans qu'aucune règle préside à cette crétification ; c'est le troisième stade : calcaire ou définitif. »

La présence presque constante de lymphatiques dans
les tumeurs en voie de calcification, nous engagerait à
nous ranger à l'hypothèse de Blanc : la participation
des lymphatiques dans le processus de calcification. Cette
opinion peut s'appuyer sur les travaux de Carling et de
Pettit (1).

Pour lui, le liquide amenant en solution les composés
calcaires ne serait autre que la lymphe. Cette dernière
possède une assez forte proportion de phosphate de
chaux. D'après M. Robin, elle contient de 0,50 à 2 00/00
de phosphate et de carbonate de chaux.

Le dépôt des sels calcaires a donné lieu à de nombreuses controverses. Les uns admettent une certaine participation du milieu dans lequel la précipitation de ces
sels se fait. Gubler, Cornil et Ranvier admettent cette
théorie. « La calcification est un dépôt formé par les liquides séreux traversant des tissus nécrobiosés. » (Gubler.)

D'autres invoquent une théorie purement chimique
(Rindfleich, Gauthier).

«En résumé, certaines modifications (de quelque nature qu'elles soient) apportées à la vitalité des tissus,
paraissent être une cause locale de la précipitation des
sels de chaux. »

« Le dépôt des sels calcaires ne se fait pas indifférem-
ment (Virchow). La crétification suit en général la direc-
tion des faisceaux fibreux ; il s'y dépose d'abord des grains

---

(1) Pettit. Sur le rôle des calco-sphérites dans la calcification à
l'état pathologique. Archives d'Anatomie microscopique 1897.

microscopiques de sels calcaires, qui augmentent de volume et de nombre, finissent par confluer, et forment des
concrétions allongées et arrondies. Enfin, ces concrétions
se réunissent à leur tour en masses plus grandes, qui,
soumises à la macération, laissent libres des fragments
calcaires sinueux, ramifiés, corolliformes, à surface ar-
rondie ou raboteuse... Leur nombre et leur étendue s'ac-
croissent avec l'âge de la tumeur ; elles se fondent de
plus en plus les unes avec les autres. »

C'est aussi l'opinion de Hyenne.

D'autres, au contraire (Thorn, Henocque), admettent
que le dépôt calcaire se fait directement sur les fibres musculaires primitivement dégénérées.

Il semble que les deux processus puissent exister. C'est
l'opinion de Costes et de Guibé, à laquelle nous nous ran-
geons.

CHAPITRE V

CONSIDERATIONS CLINIQUES

La symptomatologie des fibromes calcifiés ne diffère guère de celle des fibromes non calcifiés : on y retrouve les mêmes symptômes : hémorragies, douleurs, phénomènes de compression, agrandissement de la cavité utérine.

Très souvent, la bénignité habituelle de ces tumeurs semble accrue du fait de la calcification. Beaucoup de cas publiés sont sans histoire, ou bien ce sont des trouvailles d'autopsie. Parfois, c'est un hasard qui met le médecin sur la voie du diagnostic : tel un toucher vaginal pratiqué dans un autre but (Schrœder) (1) ; tel le cas de Camus (2) : malade entrée à l'hôpital pour une phlébite et que l'examen montra porteuse d'un gros fibrome calcifié.

Dans d'autres cas, c'est la simple augmentation du volume du ventre qui fait pressentir à la malade la présence d'une tumeur, cette dernière n'entravant en rien ses habitudes. Tel le cas d'Arnott : femme de 72 ans, portant depuis 32 ans une tumeur grosse comme un utérus de

(1) Schrœder, 1886 Centralb. für Gynœk. s. 4.

(2) Camus, 1904 Bull. Soc. Anat., Paris, p 707.

cinq mois, et qui n'avait jamais entravé ses travaux, lui
permettant même de monter à cheval. Tel le cas d'Hallopeau et Raymond (1), où la tumeur existait depuis vingt
ans. Telle notre observation IX, où le fibrome semble remonter à dix ans, et n'a inquiété la malade que par le
volume qu'il donnait au ventre.

Mais, il n'en est pas toujours ainsi, et on observe parfois
des accidents très graves.

« On a souvent observé dans ces tumeurs, dit Virchow (2), des sécrétions purulentes, sanieuses ou sangui-
nolentes, avec douleurs dans le bas-ventre, les lombes,
les cuisses, des névralgies étendues, des difficultés dans
la miction et la défécation, des nausées et des vomissements, de l'ascite ou de la péritonite, la fièvre hectique
avec le marasme. La mort en est souvent la conséquence,
même après une rémission passagère, obtenue par l'opération ou l'expulsion spontanée des calculs. »

La douleur est très variable. Tantôt réduite à une simple sensation de pesanteur, de gêne dans le bas-ventre
(obs. IX), tantôt atroce, prenant l'aspect de véritables
coliques utérines, avec irradiations vers les reins, le périnée, l'anus, la cuisse : tel le cas de Rieffel, que nous
avons cité plus haut. Cette douleur peut s'expliquer par
le poids et la dureté de la tumeur, par les tiraillements
qu'elle exerce sur les nerfs et les ligaments de l'utérus,
par des phénomènes de réaction péritonéale.

De plus, indépendamment de leur volume, la dureté des
fibromes calcifiés les empêche de s'adapter à la place
qui leur est laissée libre. Ils deviennent donc ainsi des or-

---

(1) Bulletin Soc. Anat., Paris 1906, p. 224.
(2) Virchow Pathol. des tumeurs, t. III, p. 381.

ganes de compression offensants pour les tissus environ-
nants.

Cette compression peut s'exercer dans tous les sens,
suivant le siège de la tumeur : en avant sur la vessie, dé-
terminant de la rétention d'urine ou des troubles inter-
mittents de la miction ; parfois, même entraîner un véritable sphacèle de la paroi vésicale. Des cas de ce genre
ont été signalés. En arrière, le rectum lui-même peut
être atteint ; il en résulte, tantôt une simple gêne de la défécation, tantôt une constipation opiniâtre, parfois des
accidents d'obstruction, nécessitant un anus contre nature. Duret (1895) (1) signale même un cas de sphacèle
de la paroi rectale.

Il peut y avoir aussi compression nerveuse avec paraplégie : le cas typique de Rieffel, cité plus haut, déter-
mina à la fois de la rétention d'urine, de l'obstruction
intestinale, de la paraplégie ; tel celui de Morestin.

Nous citerons aussi le cas de Bouchet (2), avec uroné-
phrose droite, déterminée par la compression de l'ure-
tère.

Comme le fait remarquer Virchow, les écoulements va-
ginaux sont fréquents. Ils semblent plus spécialement le
fait des fibromes sous-muqueux. On observe soit de la
leucorrhée, soit des métrorrhagies.

La leucorrhée s'observe s'il y a métrite concomitante,
ulcération de la muqueuse, foyer purulent autour du fibrome.

Les métrorrhagies sont un symptôme plus fréquent. Il
semblerait cependant que, du fait de la calcification, elles

_____

(1) Nord médical, 1er février, p. 49.
(2) Bull. Soc. Anat., Paris 1907, p. 519.

doivent régresser. Elles sont, en général, contemporaines du développement du fibrome, et la pétrification s'observe sur des tumeurs en voie de régression.

Malgré cela, on les voit apparaître après la ménopause dans les tumeurs calcaires : l'inverse se produit habituellement dans les tumeurs simples : tel encore le cas de Rieffel, qui rassemble à lui tout seul tous les symptômes propres à ces sortes de tumeurs.

Nous signalerons enfin l'expulsion de fragments calcaires par l'utérus : symptôme pathognomonique, mais malheureusement rarement observé. Cette expulsion de la tumeur peut même être un processus de guérison : il se fait alors un véritable petit accouchement : tel le cas d'Hippocrate (cité plus haut).

Mais cette terminaison heureuse n'est pas constante. Parfois, la tumeur reste stationnaire, ne pouvant ni régresser, ni augmenter, sans complications. Parfois aussi elle entraîne la mort (par péritonite consécutive à une ulcération (Boussi), par obstruction intestinale (Morestin), par cachexie à la suite de douleurs et de suppurations profuses (Müller, Trumet), par métrorrhagies, par dégénérescence rénale consécutive à une compression trop prolongée des uretères (Morestin ?)

Le pronostic, s'il est bénin en l'absence d'accidents, doit donc être réservé toutes les fois que l'on se trouve en présence de complications. Dans ces cas-là, l'intervention sera immédiatement nécessaire.

Diagnostic. — Le diagnostic est impossible dans la plupart des cas.

En présence d'un fibrome donnant, au palper abdominal et au toucher vaginal, une sensation particulière de dureté, de pesanteur ; si avec le doigt vaginal ou rectal on peut mobiliser la tumeur, sur une femme ayant dépassé la ménopause ; si ce fibrome a déterminé de longues années auparavant des accidents, qu'il y ait eu arrêt, puis reprise de ces accidents, on poura penser à un fibrome calcifié.

Deux seuls symptômes sont pathognomoniques : 1° l'expulsion de fragments calcaires venant de l'utérus ; 2° la constatation, lors d'une exploration utérine, de la présence d'un calcul utérin. Et encore faudra-t-il ne pas confondre ces derniers avec les corps étrangers de l'utérus. L'examen physique et chimique du calcul sera de toute nécessité.

Signalons le cas d'Hallopeau (1906) (1), où le diagnostic fut fait à la suite d'une exploration rectale. Le doigt sentait une tumeur d'une dureté excessive, mais en exerçant des pressions, on pouvait déterminer de petits craquements, comme si une coque dure s'effondrait par endroits.

---

(1) Bull. Soc. Anat., Paris, 1906, p. 224.

CHAPITRE VI

TRAITEMENT

En présence de cas n'ayant déterminé aucun symptôme fonctionnel, chez des femmes déjà âgées ou ayant dépassé la ménopause, on sera autorisé à garder l'expectative.

Mais, toutes les fois que la tumeur manifeste sa présence par des troubles et particulièrement par des symptômes de compression, l'opération sera indiquée.

La voie vaginale, à peu près abandonnée pour les fibromes ordinaires, trouvera sa raison d'être en présence d'une « pierre utérine », de petites dimensions, plus ou moins enchâssée dans le tissu utérin.

Dans l'état actuel de la chirurgie, c'est à l'hystérectomie abdominale que nous donnons la préférence. C'est elle que nous voyons mentionner dans les observations de ces vingt dernières années. L'état de la tumeur, son siège, sa propagation, indiqueront si elle doit être totale ou subtotale.

La plupart des opérations mentionnent la guérison, mais l'on conçoit que les suites opératoires dépendant d'une foule de circonstances variant avec chaque cas.

CONCLUSIONS

I. Les fibromes calcifiés sont connus depuis longtemps. Ils n'en restent pas moins une rareté au point de vue clinique.

II. La ménopause semble avoir une certaine influence ; on les observe surtout à partir de cinquante ans.

III. Certains fibromes calcifiés peuvent présenter, par places, de la dégénérescence ostéoïde. Le fait est rare — trois ou quatre cas — mais semble incontestable.

IV. Ce sont les fibromes de l'utérus qui sont le plus souvent atteints par la calcification, mais cette dernière peut s'observer partout où il y a fibrome.

V. Les fibromes sous-séreux et interstitiels sont les plus fréquemment atteints.

VI. Il peut exister un ou plusieurs noyaux calcaires dans une même tumeur ; un fibrome calcifié existe souvent à côté d'autres fibromes non dégénérés.

VII. Ils sont surtout formés de phosphates tribasiques et de carbonates de chaux ; on y trouve aussi du sulfate. Les proportions en sont variables, d'où différenciation de la calcification et de l'ossification.

VIII. La calcification débute, tantôt au centre, tantôt à la périphérie.

IX. Les « pierres utérines » sont des fibromes calci
fiés devenus libres par ulcération de la muqueuse. En
sens inverse, la tumeur peut perdre ses connexions avec
l'utérus et devenir libre dans le péritoine.

X. L'altération de la vascularisation (athérome) semble
être la cause de cette crétification.

XI. La présence presque constante de lymphatiques
permet de supposer que la lymphe joue un rôle dans cette
crétification.

XII. Le dépôt des sels calcaires peut se faire, soit sur
les fibres musculaires, soit dans le tissu conjonctif.

XIII. Les symptômes des fibromes calcifiés ne diffèrent
pas notablement de ceux des fibromes vulgaires ; ils ont
parfois un caractère particulier de bénignité.

XIV. Ils donnent aussi lieu à des écoulements utérins :
métrorrhagies, leucorrhée, à des phénomènes de compression du rectum, de la vessie, des vaisseaux, des uretères.
Quelquefois ils déterminent la mort par péritonite ou obstruction intestinale.

XV. Le diagnostic en est difficile : sensation de dureté,
pesanteur. Parfois, il est facilité par l'expulsion de fragments, par la sensation de crépitation au doigt, par la
constatation du calcul dans l'utérus.

XIV. Sauf dans certains cas spéciaux, le traitement
consistera dans l'hystérectomie abdominale.

BIBLIOGRAPHIE

ARAN (1858). — Leçons cliniques sur les maladies de l'utérus.

BARTH (1849). — Bulletin de la Société anatomique. Paris, p. 327.

BASTIEN (1880). — Concrétions calcaires de la cavité utérine. Annales de Gynécologie, t. XIV, p. 103.

BAYLE (1802). — Journal de médecine, t. V.

BERNARD (1899). — Fibromyome utérin calcifié. Bull. Soc. Anat. Paris, p. 198.

BLANC (1900). — Thèse. Montpellier, numéro 29.

BOSTOCK J. (1835). — Med. chir. Transact. London. Vol. 19, p. 81-94.

BOUSSI (1877). — Bull. Soc. Anat. Paris, p. 574.

BRIGGS (1887). — In Amer. J. of obstetrics. Vol. 20, p. 103.

BROCA (1869). — Traité des Humeurs, t. II, p. 256.

CORNIL et RANVIER (1901). — Histologie pathologique, 3e édit., p. 97.

COSTES (1895). — Thèse doctorat médecine. Paris.

COURTY (1881). — Traité pratique des maladies de l'utérus, p. 932.

CRUVEILHIER (1856). — Traité d'anat. path. génér., t. III.

Le Dentu et Delbet. — Traité de chirurgie clinique, t. X, p. 677.

Duplay et Reclus. — Traité de chirurgie, t. VIII, p. 420.

Everett J.-T. (1879). — Amer. Journal of Obstetrics. Vol 12, p. 700.

Feutchtwanger (1897). — Inaug. Dissertatio. Strassburg.

Freund (1865). — Klin. Beitrage zur Gynaek.Bd. 3, s. 150.

Gauthier. — Chimie biologique.

Guibé (1901). — Thèse de Paris.

Gusserow. — Deutsche Chir. Lief. 57.

Hénocque (1873). — Arch. de Physiologie, p. 425.

Hippocrate. — Epidémies. Liv. V, chap. XII.

Hyenne (1898). — Thèse doct. méd. Paris.

Von Krauss (1850). — Würtemberg. Corresp. bl. s. 1.

Labadie-Lagrave et Legueu (1898). — Traité, p. 832.

Lee Robert (1835). — Med. Chir. Transact. Vol. 19, p. 94-134.

Louis (1753). — Mém. Acad. Royale Chir., t. II, p. 130-151.

Meslay et Hyenne (1898). —. Annales de Gynécologie, t. II, p. 1 et p. 112.

Müller (1832). — Inaug. Dissertatio. Marburg.

Newmann (1896). — The amer. gynœco. and obst. J. Vol. 10, p. 59.

Picquaud (1905). — Thèse de Paris, numéro 198.

Pozzi. — Traité de Gynécologie, t. I, p. 340.

Pokrowsky (1900). — Revue de chirurgie. Vol. VII, p. 3.

Rigollet-Ardillaud (1901). — Thèse de Paris, numéro 445. « Fibrome calcifié du quadriceps crural ».

Robin. — Traité des humeurs.

Roux (1809). — Mélanges de chirurgie, p. 113.

Tate W. (1899). — Trans. of the Obstetrics Soc. of London. Vol. 41, p. 372.

Talamon (1877). — Revue de méd. et de chir.

Thorn (1894). — Zeitscht. f. Geburtsh. u. Gynœk. Bd. 28, s. 75.

Trumet (1851). — Thèse doct., Paris.

Tuffier, Jardry et Gy. — Revue de chirurgie, t. I, p. 329, 1907.

Virchow (1870). — Path. des tumeurs, t. III.

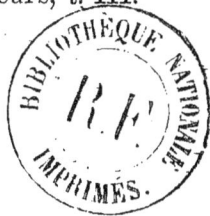

BIBLIOTHÈQUE NATIONALE — R. F. — IMPRIMÉS.

www.ingramcontent.com/pod-product-compliance
Lightning Source LLC
Chambersburg PA
CBHW050533210326
41520CB00012B/2554